ÉTUDES

SUR

L'ANATOMIE ET LA PHYSIOLOGIE

D'HOMÈRE.

Extrait du *Bulletin de l'Académie royale de médecine*, tome VII.

Paris. — COSSON, imprimeur de l'Acad. royale de Méd., rue St-Germain-des-Prés, 9.

ÉTUDES

SUR

L'ANATOMIE ET LA PHYSIOLOGIE

D'HOMÈRE,

PAR J.-F. MALGAIGNE,

Chirurgien de l'hospice de Bicêtre, professeur agrégé à la Faculté de médecine de Paris, etc.

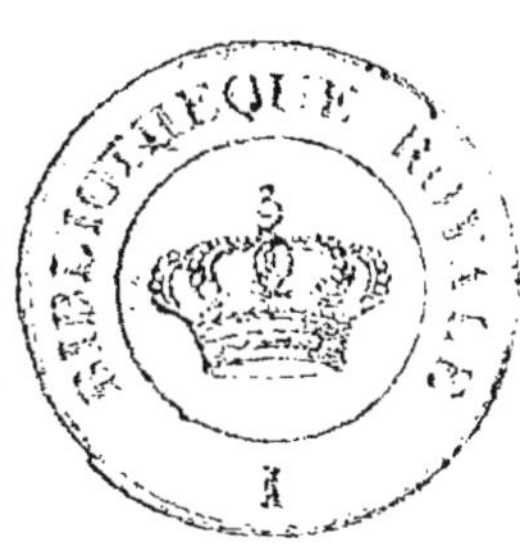

A PARIS,
CHEZ J.-B. BAILLIÈRE,
LIBRAIRE DE L'ACADÉMIE ROYALE DE MÉDECINE,
RUE DE L'ÉCOLE DE MÉDECINE, N° 17;
A LONDRES, CHEZ H. BAILLIÈRE, 229, REGENT-STREET.

1842.

ÉTUDES

SUR

L'ANATOMIE ET LA PHYSIOLOGIE

D'HOMÈRE.

Au premier abord, des études sur l'anatomie et la physiologie d'Homère ne semblent pas avoir plus de valeur qu'un pur délassement littéraire; et toutefois, si je ne me trompe, de pareils essais pourraient encore être écoutés avec indulgence par une Académie médicale. Mais, je dois l'avouer, je ne me serais point livré à ce travail s'il ne m'avait offert pour résultat que la satisfaction d'une assez vaine curiosité ; longtemps j'avais lu Homère comme littérateur avant de songer que je pusse avoir à l'étudier comme médecin ; et ce n'est qu'après avoir vainement cherché ailleurs le secret de l'origine et des progrès de la médecine antique jusqu'à la grande révolution opérée par Hippocrate, que j'ai reconnu la nécessité de remonter aux commencemens de la civilisation grecque, dont l'Iliade et l'Odyssée sont à la fois la plus ancienne et la plus fidèle histoire.

I. *Anatomie.*

En ce qui concerne l'anatomie, on sait quelles discussions se sont élevées sur la question de savoir si Hippocrate avait ou non disséqué des cadavres humains, et jusqu'où s'étendaient ses notions anatomiques. Quelques-uns ont prétendu qu'à son époque on n'avait pas même encore un mot spécial pour dénommer les muscles ; par une conséquence inévitable, ils voulaient lui ravir le *Livre des articles* où ce mot se trouve, et qui est un de ses plus beaux titres de gloire ; et M. Littré a été obligé de leur faire voir que le même mot se lisait dans Ctésias, contemporain et peut-être même parent éloigné d'Hippocrate. D'autres, en présence de ces deux magnifiques traités des Articles et des Fractures, plus avancés sur certaines matières que l'ouvrage de Boyer, ont fait d'Hippocrate un grand anatomiste ; et moi-même, induit en erreur par toutes les traductions latines et françaises, j'ai long-temps partagé cette opinion. Mais depuis que j'ai pu étudier le texte grec, si scrupuleusement purgé et révisé par M. Littré(1), mes premières convictions ont bientôt fléchi ; et, plus tard, quelle n'a pas été ma surprise de retrouver dans Homère les mêmes mots avec la même signification et presque la même science que dans Hippocrate ! Bien plus, la source tant cherchée de cette anatomie primitive, cette question si curieuse sur laquelle Hippocrate garde le silence, Homère semble nous la révéler; en sorte que mes recherches m'ont conduit à cette conclusion inattendue, que l'Iliade et l'Odyssée, cette vaste encyclopédie, n'étaient pas seulement pour les Grecs le plus sûr fondement de leur religion, de leur langue, de leur histoire, de leur géographie politique ; mais que, dans une sphère plus modeste, elles leur avaient transmis des connaissances et un langage anatomique auxquels, même au siècle d'Hippocrate, on avait à peine fait quelques rares additions.

Peut-être n'est-il pas hors de propos de dire d'abord comment j'ai fait pour reconstituer l'anatomie homérique. Presque toujours, dans ses admirables poèmes, Homère décrit les

(1) *OEuvres complètes d'Hippocrate*, nouvelle traduction avec le texte grec en regard, par E. Littré ; Paris, 1840. T. 1, 2, 3, in-8°.

blessures de ses héros avec une précision que nul autre poète n'a jamais égalée. Il y a, à la vérité, peu de blessures dans l'Odyssée et dans la Batrachomyomachie; toutefois je n'ai pas dédaigné de les recueillir. Mais c'est dans l'Iliade que se passent les grands combats et que se portent les grands coups. En laissant de côté les soldats abattus dans la mêlée, et sans que l'œil du poète ait pu voir comment ils avaient été frappés, j'ai recueilli dans l'Iliade cent quarante-cinq observations de blessures de toute sorte et dans toutes les régions. C'est là, comme vous voyez, une très-riche clinique de plaies par armes de guerre, comme nous dirions aujourd'hui, et j'essaierai une autre fois d'étudier cette clinique sous le point de vue chirurgical; mais il me suffira aujourd'hui d'en extraire les données anatomiques.

L'anatomie d'Homère présente donc tout d'abord deux caractères de nature à exciter l'attention; d'abord il n'entre dans quelques détails qu'à l'occasion des blessures de ses guerriers, et c'est une anatomie purement chirurgicale; mais de plus, comme la dissection ne lui avait pas révélé la variété et les rapports des tissus et des organes, ce sont surtout les régions extérieures qui le frappent, et vous y verrez un cadre complet d'une très-belle anatomie des régions. Et n'est-il pas bien curieux de retrouver dans l'Iliade certaines délimitations de régions toutes pareilles à celles qu'ont adoptées de nos jours MM. Blandin et Velpeau, et moi-même?

Mais avant de nous engager dans l'étude des régions, il importe de dire quels étaient les tissus ou les systèmes organiques déjà connus et dénommés par Homère; ce sera, si vous me passez cette expression, son anatomie générale.

Ainsi, pour procéder de l'intérieur à l'extérieur, il y avait naturellement la peau, χρώς ou χρῶα, terme générique, ayant pour synonyme ῥινός, qui semble signifier plus particulièrement le cuir. Plus profondément était la graisse, δημός; puis les chairs, appelées d'abord du terme générique σάρξ; mais arrivent bientôt les mots particuliers. En première ligne, vient le mot de τένων, qui plus tard signifia purement *tendon*, mais qui alors comprenait à la fois les tendons et les muscles.

Ainsi Énée reçoit à la hanche une blessure qui lui déchire les muscles, τένοντες. Je ne sais quel autre guerrier est frappé près des malléoles ; ce pourrait être là des tendons sans difficulté ; Homère se sert du même mot. Quant au fameux tendon d'Achille, qui ne fut connu sous ce nom ni par Hippocrate ni par Homère, il en est question dans l'Iliade, au liv. XXII, lorsque Achille, dans sa victoire effrénée, pour attacher à son char le cadavre d'Hector, lui passe des courroies entre les chevilles et les tendons ; il porte simplement le titre de *tendon du pied*.

Telle était donc la dénomination des muscles pris en général, et τένων rend assez bien l'idée de corde tendue. Mais la portion purement musculeuse s'appelait d'un autre nom, μυών, d'où vient *myologie* ; et l'on voit que ce mot, si péniblement cherché dans Hippocrate et dans Ctésias, a une origine beaucoup plus ancienne. Homère prend grand soin de ne l'employer que pour des masses véritablement musculeuses ; au 16ᵉ livre, Thrasimède donne à Maris un coup de lance au haut du bras, qui sépare *le muscle* de l'os ; il s'agit là du deltoïde. Un peu auparavant, Phylidès avait atteint Amphiclos à la jambe, *là où l'homme a la masse musculeuse la plus épaisse*, évidemment aux muscles du mollet. Il convient de remarquer que le mot μῦς, dans Hippocrate et dans Ctésias, n'a pas de signification plus précise. Hippocrate dit *le muscle du bras* pour toute la masse musculeuse du bras ; Ctésias dit que Cambyse reçut une blessure dans *le muscle de la cuisse* ; et ce ne fut que plus tard que de véritables dissections apprirent enfin à distinguer chaque muscle en particulier.

Enfin, il y a un dernier mot qui a fort embarrassé les traducteurs, et a été cause de plus d'un contre-sens, aussi bien dans Homère que dans Hippocrate ; c'est le mot νεῦρον, dont nous avons fait *nerf* ; et qui, dans notre langage vulgaire, a encore retenu quelque chose de ses anciennes significations. Les lexiques rendent ce mot par *muscle*, *tendon*, *ligament*, *nerf*. En remontant à son origine, on voit qu'il a, à proprement parler, la signification de *fibres* ; aussi Homère l'emploie toujours au pluriel; et surtout il y a un passage où cette signification me paraît mise en évidence. Amphiclos avait donc reçu un coup de lance dans le muscle du mollet, comme il a été dit; et *la pointe de la lance*, dit le poète, *déchira les fibres*, νεῦρα. Ces *nerfs*, au pluriel, placés dans le muscle du mollet, au singulier, représentent-ils autre chose que des faisceaux fibreux?

Après les muscles, les vaisseaux. Homère ne connaît encore que le mot de *veine*, φλέψ, qui était encore le terme générique du temps d'Hippocrate, bien que l'on se servît déjà quelquefois du mot nouveau d'*artère*.

Viennent ensuite les os, ὀστέα, avec une épithète fort remarquable, *les os blancs*. Nous dirons plus tard comment cette blancheur des os s'était révélée aux observateurs.

Mais il faut remarquer ici que la nomenclature ostéologique était excessivement pauvre. Je ne trouve dans Homère que deux os appelés par leur nom propre et spécial : la clavicule, κλείς; et les vertèbres, σφονδύλια. Encore, dans l'Odyssée, les vertèbres sont-elles désignées sous la simple appellation d'osselets, ἀστραγάλοι; mot qui plus tard désigna l'os du talon, ou le calcanéum, et qui enfin n'a plus été appliqué qu'à l'astragale. On peut bien penser que les parties constituantes des articulations, têtes ou cavités osseuses, avaient été bien plus négligées encore. Cependant il y a une curieuse exception pour la cavité cotyloïde : Diomède avait lancé à Énée une de ces grosses pierres que vous savez, que deux hommes d'aujourd'hui soulèveraient à peine, et l'avait atteint à la hanche, *là où la cuisse tourne sur la hanche, ce qu'on appelle le cotyle*, dit le poète; *et la pierre fit une contusion au cotyle après avoir rompu les muscles et déchiré la peau*. Or, ce qui est bien remarquable, c'est qu'Hippocrate n'a pas une langue anatomique beaucoup plus complète; il ne connaît ni l'humérus, ni le cubitus, ni le fémur, rien de ce que ses traducteurs lui font dire; mais tout simplement l'os du bras, l'os de la cuisse, etc. Ce qui a trompé les traducteurs, c'est que les termes vagues du langage ordinaire furent usurpés plus tard par les anatomistes, et pourvus d'un sens beaucoup plus précis pour la nomenclature ostéologique ; ainsi la hanche, dans Homère, porte le nom d'*ischion* ; ce qui ne répond pas tout-à-fait à l'ischion que nous décrivons aujourd'hui.

Enfin, dans les grandes cavités, se trouvent les entrailles, ἔγκατα, que certains lexiques traduisent par le mot d'intestins. Dans la Batrachomyomachie, il y a bien un malheureux rat qui a reçu d'une héroïque grenouille un grand coup de lance au milieu du ventre ; les ἔγκατα se répandent par terre ; il s'agit là des intestins sans difficulté. Mais, dans l'Iliade, Ulysse reçoit à la poitrine une blessure qui aurait pu être grave, si Minerve, dit le poète, n'avait pas empêché la lance de pénétrer jusqu'aux ἔγκατα. Ici le mot se rapporte clairement aux poumons ; et, en général, il veut dire entrailles ou viscères.

Voilà pour l'anatomie générale. Afin de mettre un peu d'ordre dans l'exposition de l'anatomie des régions, je suivrai la méthode moderne, et j'étudierai d'abord le tronc, de la tête au bassin, avant de passer à la description des membres.

La tête, κεφαλὴ ou κάρη, comprenait le crâne et la face. Le crâne, κρανίον, mot presque aussi rarement employé par Hippocrate que par Homère, ne signifiait pas la boîte osseuse, mais tout simplement la région crânienne ; on en a la preuve dans un passage dans lequel Homère parle de l'insertion au crâne de la crinière du cheval. Le crâne était divisé en quatre principales régions ; et ni M. Velpeau, ni M. Blandin n'ont rien innové en cette matière. Ainsi, en avant, le front, μέτωπον ; en haut, le sinciput, βρέγμα ou βρεχμὸς ; en arrière, la région occipitale, ἰνίον ; et enfin sur les côtés les régions temporles, κόρση ou κρόταφος. Le premier mot a été dédaigné ; mais il est facile de retrouver l'empreinte du second dans notre muscle crotaphite. Outre la tempe enfin, il y a la région de l'oreille, qui fait en quelque sorte le passage du crâne à la face.

Pour la face, πρόσωπον, nous avons les régions de l'œil, du nez, de la bouche ; la région maxillaire, γνάθμος, et la région mentale, ou plutôt sous-mentale, ἀνθερεών, qui paraît avoir pour signification propre l'endroit du cou où s'implante la barbe. Les plaies de ces régions sont très-variées ; je citerai seulement un fort beau coup de Diomède : il lança à Pandarus un javelot qui pénétra par l'orbite, traversa les narines et la bouche, brisa les dents, coupa la langue, et vint sortir à la région de l'*anthereôn ;* on voit que c'est bien là la région sous-mentale.

Telle est l'anatomie extérieure de la tête. Mais à l'intérieur, elle renferme l'ἐγκέφαλος, l'encéphale : mot bien antique, comme on le voit, et qui a près de trois mille ans de date, bien que son introduction dans notre langue ne remonte pas encore à cinquante années.

Quelque importance qu'aient en anatomie le crâne et la face, leur description chirurgicale est cependant assez simple, et ce ne sont pas là des régions compliquées qui invitent le scalpel de l'anatomiste, comme le cou, par exemple. Le cou, l'une des portions du corps humain les plus complexes par leurs élémens, les plus importantes par leurs organes, a été aussi l'une des mieux étudiées par Homère. Il l'appelle d'ordinaire αὐχὴν, plus rarement δειρή. Nous examinerons successivement, avec lui, la région antérieure, la région postérieure, l'extrémité supérieure et l'extrémité inférieure.

La région antérieure semble avoir pour dénomination spéciale λαιμὸς, la gorge, qui commence au-dessous de la région sous-mentale. Cette limite est au moins parfaitement expliquée au XIIIe livre, où Idoménée frappe Asios à la gorge, *sous l'anthereôn.* Achille pleure la mort de Patrocle, et il craint qu'Hector ne coupe la gorge au cadavre de son ami ; λαιμόν. Peut-être cependant ce mot pouvait-il être pris dans un sens plus restreint, au lieu de celui de στόμαχος, par exemple.

Je ne sais par quelle bizarre révolution dans le langage le mot *stomachos*, qui d'abord ne signifiait guère que la gorge, ou tout au plus l'œsophage, a fini par se transformer en estomac. Mais les choses n'en étaient point là au temps d'Homère ; le stomachos ne dépassait pas la limite inférieure du cou ; ainsi Ménélas frappe Euphorbe au bas du stomachos, et la pointe de la lame traverse les parties molles du cou; ainsi encore Agamemnon, sacrifiant un sanglier, lui coupe le stomachos. On dirait que λαιμὸς s'applique plutôt à la région supérieure, et stomachos à la région inférieure. J'ai dit que plus tard ce dernier mot avait été appliqué à l'œsophage.

S'il n'est pas sûr qu'Homère ait connu bien positivement l'œsophage, du moins avait-il une notion déjà fort avancée de la trachée, ἀσφάραγος, et même de ses usages. Achille frappe Hector au bas du cou : *Le frein à pointe d'airain*, dit le poète, *ne divisa pourtant point la trachée, en sorte qu'Hector put répondre quelques paroles.* Ainsi Homère savait que la trachée est le conduit de la voix, et qu'en interrompant ce conduit la voix est perdue. Cette notion est donc bien ancienne ; et cependant il était réservé à A. Paré de lui donner le premier une valeur pratique, alors qu'étant appelé auprès d'un homme à qui son valet avait coupé la gorge, il affronta les bords de la section trachéale pour rendre la parole au blessé et lui permettre de dénoncer son assassin.

Enfin, avec l'œsophage et la trachée, le cou renfermait une grande veine étendue également tout le long du dos; Antilochus avait coupé cette veine en travers à un certain Troyen qui mourut très-promptement, comme on pense ; et c'est une des morts de l'Iliade les mieux justifiées.

En reprenant le col en arrière, nous trouvons la peau, les muscles et les os, qui portent déjà, comme il a été dit, le nom de *sphondyles* ou *spondyles*. Mais dans ces vertèbres est contenue la moelle, μυελὸς, à l'occasion de laquelle nous avons à signaler quelques particularités remarquables. Au livre XX, Achille frappe Deucalion d'un grand coup d'épée ; il sépare la tête, qui roule à terre avec son casque ; *et la moelle saillit hors des vertèbres*, dit le poète. C'est là un phénomène bien connu de tous les anatomistes, et surtout de ceux qui ont fait des expériences sur les animaux vivans.

Mais voyons les attaches du cou à la tête et à la poitrine. Il y a, au liv. XIV, un très-beau coup de lance qui pénètre entre la tête et le cou, vers le dernier osselet, dans la jointure, ἐν συνεοχμῷ; la mort est subite, et le blessé tombe en avant, de telle sorte que la face touche le sol avant les genoux. A cela, je n'ai rien à dire; mais voici quelque chose de plus raffiné, si j'ose me permettre cette expression. Pâris a décoché une flèche du côté de Nestor : la flèche égarée a été frapper un des chevaux du vieillard, au sommet du col, là où nous avons dit que la crinière s'attache au crâne; or, *cette région est mortelle par-dessus toutes les autres*, dit le poète. Notez cet aphorisme chirurgical; puis allons plus loin. La flèche n'a pas ici tout simplement interrompu la moelle, comme dans le cas précédent; elle a pénétré dans l'encéphale; le cheval fait un bond de douleur, après quoi *il se roule autour de l'airain qui l'a frappé*. Ici je ne sais si je me trompe et si je me laisse entraîner à ce penchant, trop commun aux commentateurs, de voir dans mon auteur plus qu'il ne contient; mais parmi tant de blessures, il n'y en a qu'une qui se présente avec ce caractère anatomique, de pénétrer dans le cervelet sans avoir traversé tout l'encéphale; et c'est la seule aussi pour laquelle ces mouvemens désordonnés de rotation soient accusés. Parmi ceux qui savent combien peu Homère accorde au hasard, nul n'accusera le hasard d'une si étrange rencontre; et, pour moi, je ne saurais y voir autre chose qu'une lésion du cervelet donnant lieu à des phénomènes qu'a reproduits l'expérimentation moderne, mais qu'avant notre époque Homère a peut-être été le seul à signaler.

Voilà donc une première région *dangereuse*, comme dirait M. Amussat, dangereuse au plus haut degré; et ce fait capital appartient à Homère. Il y en a une autre à la partie inférieure du col, en avant cette fois; et, pour vous montrer à quel point le poète porte la précision, c'est le lieu *où les clavicules séparent le cou des épaules*. Cette région porte un nom particulier, λαυκανίη, que les interprètes sont fort en peine de rendre; c'est à peu près la *fourchette* de notre langue vulgaire, la région sus sternale et sus-claviculaire de nos anatomistes. C'est là, dit Homère, *que se perd le plus rapidement la vie*. Si vous lui en demandiez la raison, il répondrait sans doute en alléguant cette grande veine dont nous avons parlé; mais quelle que fût sa réponse, il demeure certain qu'une plaie de la région sus-sternale est une des plus graves que nous connaissions.

La poitrine, στῆθος, dont Laennec a fait *stéthoscope*, ne se prête pas en anatomie chirurgicale à d'aussi intéressantes considérations. Toutes les plaies pénétrantes arrivent au poumon, au cœur ou au diaphragme; mais elles y arrivent par diverses régions secondaires.

En avant, se présente d'abord la région sternale, στέρνον, qu'il ne faut pas rendre par *sternum*; car elle n'était limitée que par les régions mammaires. C'est, à proprement parler, le plat de la poitrine; c'est la région médiane. Sur les côtés sont donc les mamelles et les régions de ce nom, παρὰ μαζὸν, κατὰ μαζὸν, etc. Les régions latérales, proprement dites, portaient le nom de plèvres, πλευρὰ. Encore un mot dont le sens a bien changé depuis. Il ne saurait d'ailleurs rester aucun doute sur le sens que lui donne Homère; quand Ulysse reçoit ce coup de lance que Minerve empêche d'aller jusqu'aux viscères, la lance lui détache toute la peau du côté, ἀπὸ πλευρῶν, et littéralement des côtés.

Cette licence poétique, qui prend le pluriel pour le singulier indifféremment, se répète pour la région dorsale, qui se dit νῶτος ou νῶτα. Ce mot s'applique également au dos d'un homme ou d'un animal; je ne lui trouve pour synonyme que celui de ῥάχις, employé au IXe livre pour le dos d'un porc, et qui a fait une plus belle fortune que son voisin. Cette grande région dorsale se partageait en deux autres : l'entre-deux des épaules, ὤμων μεσσηγὺς; et la région inférieure, μετάφρενον, ainsi nommée à raison du voisinage du diaphragme. Du reste, le métaphrène, mot francisé, encore mis en usage par A. Paré, est quelquefois pris dans Homère pour le dos en général; et il n'est pas rare de voir un guerrier blessé *au métaphrène entre les épaules*.

A l'intérieur de la poitrine, Homère connaissait les poumons, le cœur, le diaphragme et peut-être le péricarde. Le poumon avait le nom qu'il a toujours porté; le cœur était dit κῆρ ou καρδία, et ce dernier mot a bien changé de valeur depuis ; enfin il est bien difficile de ne pas voir le péricarde dans le passage où Patrocle atteint Sarpédon *là où les phrènes*, φρένες, *enveloppent le cœur épais*. Ainsi, φρένες ne signifierait pas le diaphragme, comme on le veut ordinairement ; et, en effet, je trouve le diaphragme assez nettement désigné ailleurs sous le titre de πραπίδες ; les blessures *au foie sous les prapides* ne sont pas absolument rares ; et les *prapides* ne sauraient ici dire autre chose que le diaphragme. Remarquez toutefois ces deux pluriels, φρένες, πραπίδες, que la version latine rend indifféremment par un pluriel non moins vague, *præcordia*. Peut-être le péricarde, le diaphragme, les médiastins mêmes, étaient-ils englobés tous ensemble sous ces dénominations équivoques ; mais c'est une hypothèse qui aurait besoin de vérification.

Je ne veux pas quitter cette étude de la poitrine sans signaler ce que nous appellerions un cas fort curieux de plaie du cœur, qui se lit au XIIIe livre. Idoménée avait enfoncé sa lance dans le cœur d'un ennemi ; et les battemens du cœur, dit Homère, agitaient à l'extérieur l'autre bout de la lance. Je ne sache pas qu'un fait de ce genre ait été vu par les chirurgiens modernes.

Le ventre porte tour à tour les noms de γαστήρ et de κενεών. Je ne trouve pas d'autres régions pour l'épigastre que celle du foie déjà notée ; mais ensuite il y a la région moyenne, μεση γαστήρ, dont nous avons fait *mésogastre* ; puis la région du bas du ventre, sans dénomination spéciale. Voilà pour la division suivant la hauteur. Mais dans la largeur il y avait aussi des régions secondaires ; ainsi, d'abord, dans le mésogastre, l'ombilic, ὀμφαλὸς ou πρότμησις, et le flanc, λαπάρα. Dans le bas du ventre, la région moyenne est désignée par une périphrase : *entre l'ombilic et les parties honteuses*, région, ajoute le poète, *où Mars est le plus à craindre pour les malheureux mortels* ; c'est la troisième région dangereuse signalée par Homère. En arrière, il n'y a qu'une seule région non mentionnée dans l'Iliade ; mais on voit, au Ve livre de l'Odyssée, Calypso s'entourer les reins d'une riche ceinture ; et le mot est ἰξύς. Ce mot se retrouve dans un endroit fort important du livre des *Fractures* d'Hippocrate; Galien en a fait l'objet d'un commentaire qui a été reproduit par M. Littré ; tous les deux s'accordent à lui donner la même signification qu'à *lapara ;* et M. Littré, décrivant, d'après Hippocrate, un spica de l'aine, écrit qu'*il faut jeter circulairement quelques tours de bande entre la hanche et le flanc*. Ceci peut être un exemple de l'utilité du travail que j'ai entrepris ; et quelque téméraire qu'il soit pour moi, qui n'ai pas et ne saurais avoir la prétention de compter parmi les hellénistes, quelque danger, dis-je, qu'il y ait à se mettre en révolte contre l'autorité de Galien et de M. Littré, appuyée encore par celle de Foës, je dirai néanmoins que ἰξύς signifie la région *des reins*, *les lombes*, ainsi qu'a traduit Wolff, qui n'a point d'intermédiaire en haut jusqu'au métaphrène, en bas jusqu'aux fesses ; et que la bande d'Hippocrate pour un spica bien fait doit passer autour de la hanche et de la région en question, au-dessus des fesses, et non point autour des flancs.

A l'exception de cette région postérieure, les plaies des autres régions du ventre se compliquent souvent, dans Homère, de l'issue des intestins. Ces intestins portent d'ordinaire le nom d'ἔντερα, quelquefois celui de χολάδες ; dans la Batrachomyomachie, on trouve aussi une fois le mot de λαγόνες. Il m'est impossible d'établir, entre ces diverses dénominations, une différence justifiée par le texte. Le foie portait son nom légitime, ἧπαρ ; je n'ai vu qu'un seul passage pour les reins ; Achille, après avoir tué Astéropée, le jette dans le fleuve, *où les poissons et les anguilles*, ajoute Homère, *lui mangeaient la graisse d'autour des reins*, δημὸν ἐπινεφρίδιον. La rate n'est pas mentionnée.

Plus bas que le ventre vient enfin le bassin. Il y a là deux régions : les parties honteuses, αἰδοίων, μήδεά, et la fesse, γλουτός. Toute l'histoire anatomique de l'intérieur du bassin est réunie dans l'histoire d'un superbe coup de lance de Ménélas, qui, atteignant un fuyard, lui enfonce sa lance à la fesse droite, et fait sortir la pointe *en avant sous l'os qui est au voisinage de la vessie.* La lance avait donc probablement traversé le grand trou sciatique, la vessie, l'arcade des pubis; c'est l'une des plus belles blessures de l'Iliade; et on peut la comparer à quelques plaies toutes pareilles produites par des armes à feu et soigneusement recueillies dans les campagnes de M. Larrey.

Il reste enfin à exposer l'anatomie des membres, qui se rattache de plus près à la chirurgie antique, à raison des luxations et des fractures. Disons d'abord que chaque membre avait une dénomination générale, souvent usurpée plus tard pour certaines régions plus précises, ce qui n'a pas causé peu d'embarras aux traducteurs. Ainsi le membre thoracique portait le nom de χείρ, traduit littéralement en latin par *manus*, et qui répond à notre mot *bras*, pris dans son acception la plus générale. Le nom du membre pelvien était σκέλος, ainsi que nous disons, dans le même sens, *la jambe*. Mais ce vague dans les termes, accepté sans beaucoup d'inconvéniens dans le langage vulgaire, n'est plus permis dans le langage précis de l'anatomie. Alors viennent pour Homère les grandes régions des membres, toutes ayant un nom spécial.

D'abord se présente la région de l'épaule, ὦμος, qui comprend particulièrement l'omoplate, laquelle même en a tiré son nom. Au-dessous était le bras, βραχίων, que certains lexiques ont pris pour l'avant-bras. A l'assaut de la muraille grecque, Teucer envoie une flèche à Glaucus, à l'instant où celui-ci avait le bras à découvert; au livre suivant, on voit Déiphobe aussi blessé au bras; et jusque-là le texte ne donne pas encore d'éclaircissement suffisant. Mais, au livre XVI, Thrasimède blesse Maris au *brachion*, et là toute incertitude disparaît; le poète ajoute *près de l'épaule*. Hippocrate use toujours du mot *brachion* dans le même sens.

Le bras était limité en bas par le coude, ἀγκών, signifiant à la fois l'articulation et la saillie du coude, dans la langue grecque et dans la nôtre; et l'on voit même qu'Hippocrate, pour rendre ce que nous appelons *le pli du coude*, se sert de deux mots grecs équivalens.

Au-dessous du coude est l'avant-bras, πῆχυς, qui servait de mesure à la coudée, et qui lui avait donné son nom. Foës rend toujours ce mot en latin par *cubitus*, ce qui induit le lecteur en doute. Je répète que ni Homère ni Hippocrate ne connaissaient de nom particulier pour le cubitus, pas plus que pour les autres os. Au reste, l'avant-bras est rarement atteint dans l'Iliade, ce qui tient peut-être à ce que l'avant-bras gauche, porté en avant pour parer les coups, était garanti par le bouclier ; et je ne pourrais citer ici que la blessure d'Achille au XXIe livre. De même qu'Homère m'a servi de guide plus d'une fois pour entendre Hippocrate, ici c'est Hippocrate qui m'a donné le vrai sens d'Homère.

Enfin, après l'avant-bras, venait le poignet, καρπός, dont nous avons fait le carpe ; puis la main, appelée χείρ, comme le bras tout entier, mais d'une façon plus précise, χεὶρ ἄρχη, *summa manus*, expression commune à Homère et à Hippocrate. La paume de la main était désignée sous le nom de *thénar*, θέναρ ; c'est à l'extrémité de la paume que Vénus avait été blessée par Diomède. Enfin, au bout de la paume commençaient les doigts ; et nous trouvons dans Hippocrate qu'ils étaient désignés par leur numéro d'ordre, sauf *le grand* et *le petit doigt ;* espèce de classification que nous avons gardée encore pour les orteils.

Le membre inférieur présentait des divisions analogues. C'était d'abord la hanche, ἰσχίον; la cuisse, μηρός ; le genou, γόνυ ; la jambe, κνήμη ; le coude-pied, σφυρὸν ; et enfin le pied, ποῦς. Quelques-uns de ces mots ont passé dans notre langue ; ainsi, *mérocèle*, signifie *hernie de la cuisse ; gastrocnémien*, *ventre* ou *saillie de la jambe*. Le pied lui-même était divisé en talon, πτέρνα, et région plantaire ou avant-pied, ταρσός, dont nous avons fait *le tarse*, en torturant sa signification primitive.

Quelques régions plus rétrécies avaient encore reçu des noms particuliers. Hippocrate dénomme l'aisselle et le pli du coude, que je n'ai pas souvenir d'avoir vus dans Homère ; mais, pour le membre inférieur, Homère nous montre le compagnon d'Idoménée blessé au jarret, κατ' ἰγνύην ; et Ulysse, au IVe livre, avait atteint Leucos à l'aine, βουβῶνα.

Après cette exposition, on est naturellement conduit à se demander d'où venaient à Homère ces notions anatomiques, ce qui nous indiquera nécessairement les sources de l'anatomie pour Hippocrate. Or, on peut en reconnaître trois principales.

D'abord, et au premier rang, l'art d'égorger et de dépecer les animaux, soit pour les sacrifices, soit pour les festins. L'immolation pour les sacrifices offrait une ressource assez pauvre, lorsque l'on se bornait, comme Agamemnon au XIXe livre de l'Iliade, à couper la gorge à l'animal. Les prêtres poussaient déjà plus loin l'art de la dissection; ils offraient à leurs dieux certaines parties consacrées qu'il fallait détacher des autres; et les entrailles étaient quelquefois examinées avec assez de soin. Mais il faut se rappeler surtout qu'alors tout guerrier dépeçait lui-même les animaux tués pour sa nourriture; et nous voyons Achille, au IXe livre, pour fêter ses hôtes, mettre dans la marmite *le dos d'une brebis et d'une chèvre grasse, et le rachis d'un porc chargé de lard et florissant de graisse. Automédon lui tenait les morceaux, et le divin Achille les découpait, et il les divisait avec art et les traversait avec les broches.*

C'était donc là une première ressource pour l'anatomie des parties molles, ressource trompeuse à la vérité, puisqu'elle ne s'exerçait que sur les animaux; aussi cette partie de l'anatomie est-elle sensiblement moins avancée dans Homère et dans Hippocrate que l'ostéologie.

On pouvait aussi tirer quelque lumière de la chirurgie même; et, par exemple, ces larges plaies qui ouvraient le ventre et laissaient sortir les intestins; ces lésions des vaisseaux dans les régions si justement appelées dangereuses, ces blessures de la moelle et du cervelet, du cœur et du poumon, du foie, de la vessie, etc., instituaient pour les chirurgiens une sorte d'anatomie comparée, dont l'homme était cette fois le sujet, et qui permettait de rapprocher la forme et la position de ses organes avec ce que la dissection culinaire en avait appris chez les animaux, qui fournissaient seuls alors à l'anatomie ordinaire.

Il est extrêmement probable qu'Homère avait ouï parler en Égypte de l'embaumement des cadavres. Il parle, en effet, d'un embaumement réel au XIXe livre, mais comme un homme qui n'a eu que des renseignemens insuffisans; et, en conséquence, il y fait intervenir la puissance divine. Achille était prêt à s'armer pour le combat, mais un grave souci le retenait; il avait peur que dès qu'il ne serait plus là pour veiller sur le corps de Patrocle, les mouches ne se missent dans les plaies et n'y engendrassent des vers qui souilleraient le cadavre. Thétis le rassure et lui promet que, le corps dût-il être conservé un an entier, il demeurera exempt de pourriture. Elle se mit à l'œuvre, et versa dans les narines de l'ambroisie et du rouge nectar. Ces injections ne ressemblent pas tout-à-fait à celles de M. Gannal, ni même aux préparations de l'Égypte ancienne; et l'on voit que, parmi les Grecs, l'anatomie n'avait rien pu tirer des pratiques inconnues de l'embaumement.

Mais pour l'ostéologie, la manière même dont les Grecs veillaient à la conservation des restes humains avait dû lui faire faire des progrès impossibles dans l'antique Égypte. On brûlait généralement les cadavres; et pour les chefs, comme on jetait dans le bûcher des animaux et même des hommes, il fallait bien avoir appris à reconnaître les os. Ainsi, pour honorer les funérailles de Patrocle, Achille entoura d'abord le bûcher des cadavres d'un grand nombre de bœufs et de brebis, dont la graisse avait servi à envelopper le corps du héros; il jeta de plus dans les flammes quatre chevaux et deux des chiens de Patrocle, et enfin douze prisonniers troyens. Afin de ne pas mêler leurs os avec ceux de Patrocle, le corps de celui-ci avait été soigneusement placé au centre; et quand tout fut consumé, Achille dit aux Grecs : « Fils d'Atrée, et vous autres, princes de tous les Grecs, éteignez d'abord le bûcher avec du vin noir; ensuite nous recueillerons les os de Patrocle, en les distinguant bien; et ils sont faciles à reconnaître, car il était au centre du bûcher, tandis que tout le reste, hommes et chevaux, brûlaient ensemble et loin de lui sur les bords; et nous les déposerons dans une fiole d'or, jusqu'à ce que je descende moi-même chez Pluton. »

Il y avait donc là une occasion assez fréquente de manier tous les os du squelette, et principalement les grands os, les plus importans à connaître. Lorsque d'autres cadavres humains étaient indignement jetés parmi les bœufs et les chevaux immolés dans ces grandes funérailles, la circonstance était plus heureuse encore pour instituer une véritable ostéologie comparée; et comme la coutume de brûler les morts était commune à la Grèce et aux peuplades de l'Asie mineure, ainsi que nous l'enseigne Homère lui-même, on comprend comment déjà ce grand poete avait été assez bien instruit, soit par la tradition, soit par ses propres études, pour léguer à Hippocrate une ostéologie toute faite, à laquelle les siècles n'avaient presque rien ajouté. Il y a surtout une partie de l'ostéologie d'Hippocrate, et même encore d'Aristote, qui était restée jusqu'à présent inexplicable, et qui même avec ces recherches sur les origines de l'anatomie antique, récemment encore n'aurait peut-être pas pu être expliquée. Je veux parler de la voûte du crâne et des sutures du crâne, décrites par ces deux illustres auteurs avec des circonstances si fabuleuses, qu'il faut bien en conclure que, jusqu'à l'ecole alexandrine, aucun anatomiste de profession n'avait eu sous les yeux une tête humaine complète. D'où cela provient-il cependant, puisque les cadavres étaient livrés tout entiers au bûcher? La cause en est due à un phénomène qui nous a été révélé naguère par un évènement à jamais funeste, et qui pourtant n'a pas laissé de porter quelques fruits pour la science. Le crâne, soumis à une excessive chaleur, ne saurait lutter contre la vapeur développée dans sa cavité; il éclate et se brise. De là la diversité des félures qui ont pu être prises pour des sutures; de là, sans doute aussi, l'idée d'une suture circulaire, que jamais ni les dissections ni les opérations n'auraient suggérée.

Voilà ce que j'avais à dire touchant l'anatomie d'Homère; la physiologie est peut-être plus curieuse encore et plus importante pour l'intelligence des origines de l'art.

II. *Physiologie.*

Il ne faut pas s'attendre à trouver dans Homère une étude même superficielle des fonctions du corps humain, comme les décrit la physiologie moderne. Quand on y reconnaîtrait en gros une idée du rôle de la trachée pour la voix, quelques notions empiriques sur les battemens du cœur, sur l'importance de cet organe et des autres viscères pour le maintien de la vie, il n'y aurait pas là de quoi arrêter seulement quelques instans l'attention de l'observateur ou de l'historien. La physiologie d'Homère réside tout entière dans la solution d'une question unique, mais immense, autant par sa grandeur et ses difficultés que par ses conséquences; question déjà soulevée par Moïse, à l'origine de toutes les connaissances humaines, et reprise d'époque en époque par les esprits les plus éminens; question dont la solution lèverait presque tous les voiles qui cachent à nos yeux les mystères de ce monde et peut-être de l'autre, et qui se dresse encore presque aussi impénétrable devant nous qu'il y a trois mille ans. Qu'est-ce que la vie, et qu'est-ce que la mort? Voilà la grande question qu'Homère avait résolue pour son temps, et qui ne l'est pas beaucoup mieux dans le nôtre; et d'ailleurs, alors comme aujourd'hui, elle constituait la pierre fondamentale, la base obscure et profonde de toute la médecine; et nous savons de reste que toutes les fois que des mains hardies cherchent à la remuer, l'édifice tout entier vacille et tremble.

Avant d'exposer les idées qui avaient cours sur ce sujet à l'époque d'Homère, est-il inutile de rappeler que, suivant la plupart des chronologistes, l'Iliade et l'Odyssée auraient été composées au commencement du 9e siècle avant notre ère, 200 ans avant Isaïe, un siècle seulement après Salomon? Ces dates sont curieuses à remarquer, parce qu'elles témoignent parmi les peuplades grecques d'un progrès dans les déductions métaphysiques que les Juifs eux-mêmes n'avaient pas encore fait.

Donc, dans ces temps héroïques, l'homme était considéré comme formé d'une âme et d'un corps. La mort consistait dans la séparation de ces deux élémens. Déjà, dans les doctrines de Moïse, on peut signaler une vue presque semblable; mais, chez Homère, l'âme a une existence plus distincte et un lieu de refuge après la mort.

« Hector ayant ainsi parlé, les dernières ombres de la mort l'enveloppèrent; l'âme s'envolant du corps descendit chez Pluton, déplorant son sort de quitter tant de vigueur et de jeunesse. » (*Iliad.*, XXII, 361.)

Pour Moïse, l'âme, ou plutôt le principe vital, siégeait dans le sang; pour Homère, elle était répandue par tout le corps, et il dit à peu près indistinctement qu'elle quitte les os, les membres, le cœur, les entrailles. Pour Moïse, l'âme n'était que le souffle de vie inspiré par le créateur dans les narines du premier homme; pour Homère, c'est encore le souffle, et on croyait ainsi voir l'âme s'échapper, à la mort, dans le dernier soupir. « L'âme de l'homme, dit Achille, ne peut être rappelée ni retenue quand elle a franchi l'enceinte des dents.» (*Iliad.*, IX, 408.) N'est-il pas curieux de voir, à travers tant de siècles et de pays de distance, Moïse et Homère, les deux grands instructeurs de deux civilisations si diverses, s'accorder à ce point sur un si difficile sujet? Nous trouverons d'ailleurs plus tard des concordances non moins intéressantes.

Il faut avouer cependant qu'il y a bien quelque confusion dans la théorie d'Homère; en effet, dans la syncope, il croyait aussi que l'âme s'enfuyait par la même voie, et conséquemment l'axiome d'Achille souffrait ici une exception notable. Au cinquième chant de l'Iliade, Sarpédon tombe en défaillance; *son âme le quitta*, dit le poète. Il est plus explicite encore, quand il amène Andromaque sur les murailles, et qu'il lui montre le cadavre d'Hector indignement traîné par Achille :

« Une nuit obscure se répandit sur ses yeux ; elle tomba en défaillance *et expira son âme*; ἀπο δε ψυχὴν ἐκάπυσσεν....» (*Iliad.*, XXII, 467.)

Et lorsqu'elle revint à elle, l'*esprit*, dit le poète, *se recueillit dans les phrènes*... Nous avons vu que ces *phrènes*, que l'on traduit d'ordinaire par le diaphragme, signifiaient proprement dans Homère les enveloppes du cœur, ou le péricarde, et peut-être tout ensemble le diaphragme et les médiastins.

Vous trouvez dans ce passage deux mots pour signifier la même chose : ψυχή, l'âme, qui est toujours resté dans le langage, et θυμὸς, l'esprit, qui, par un singulier renversement d'idées, a pris plus tard une signification matérielle, et s'est appliqué au thymus. On rencontre également dans l'Iliade et l'Odyssée d'autres expressions qui semblent avoir une valeur presque semblable ; ce que nous appelons, dans nos langues modernes, la vie, le cœur, le sens, l'esprit, etc., tous ces mots ont des équivalens dans Homère. Mais, chose singulière, jamais il ne dit d'un combattant tué qu'on lui a ôté la vie ; c'est toujours l'âme ou l'esprit, la *psyché* ou le *thymus*. Toutefois, comme il n'est pas de synonymes parfaits, l'âme représentait plutôt l'ombre incorporelle qui descendait chez Pluton ; le thymus ne s'appliquait qu'au principe vital résidant encore dans l'organisme. Dès que l'individu est mort, ce qui en reste est essentiellement la psyché, l'âme.

Y avait-il dans ces nuances d'expression comme un pressentiment que l'âme intelligente était différente de l'âme matérielle ou du pur principe vital? J'aurais voulu voir cette conjecture se vérifier ; malheureusement, il n'en est pas ainsi. Les animaux, comme les hommes, ont le θυμὸς ou la *psyché* indifféremment ; quand Mérion, au vingt-troisième livre, abat la colombe offerte en but à ses flèches, l'esprit, le θυμὸς, s'envole des membres de la volatile ; quand Sarpédon frappe un des chevaux de Patrocle, l'âme du cheval s'envole, et cette fois c'est bien la psyché. (*Iliad.*, XVI, 469.)

J'ai dit que, dans les doctrines de Moïse, l'âme, répandue avec le sang ou perdue de toute autre manière, n'avait plus ni lieu de refuge, ni peut-être d'existence à part ; et tout au plus Salomon, bien postérieur à Moïse, ajoute-t-il que le corps retournant en la terre, l'esprit remonte à Dieu qui l'a donné. On se demande d'où venait aux héros d'Homère cette croyance toute nouvelle de la persistance des âmes, et il semble que la première idée en vînt de l'apparition dans les songes de personnes qui n'habitaient plus parmi les vivans. C'est le raisonnement que fait Achille, quand l'âme de Patrocle lui apparaît en songe, non-seulement sous ses formes corporelles, mais même avec les vêtemens qu'il portait durant sa vie :

« Oui, il est bien vrai qu'il y a dans les demeures de Pluton quelque âme et quelque image, mais il n'y a plus aucune enveloppe. » (*Iliad.*, XXIII, 102.) Ce que je rends ici par enveloppe, c'est encore ce mot φρένες, qui demanderait à lui seul une dissertation particulière.

De même, quand Ulysse, aux enfers, veut embrasser sa mère, elle lui répond tristement :

« C'est la condition des mortels, lorsqu'ils ne sont plus, que les chairs et les os manquent aux nerfs ; mais le feu les consume, dès que l'esprit (θυμὸς) a quitté les blancs ossemens, et l'âme échappée voltige comme un songe. » *Odyss.*, XI, 218.

Au reste, à côté de l'étonnement que pourrait exciter cette idée de l'âme immortelle admise par les Grecs avant les Juifs mêmes, vient se placer bientôt une plus juste appréciation de cette croyance. *L'âme voltige comme un songe*, dit la mère d'Ulysse ; et ailleurs c'est une image, une ombre. Il semble bien y avoir dans l'Odyssée quelque notion d'un jugement et d'une punition après la mort ; mais si déjà Tantale, Sisyphe et d'autres sont soumis à des peines très-réelles, la récompense n'apparaît pas encore pour les héros chéris des Dieux. Le seul sentiment commun qui leur reste, c'est le regret de la vie ; il est énergiquement exprimé par l'ombre d'Achille :

« N'essaie point de me consoler de la mort, noble Ulysse ; j'aimerais mieux être un paysan et servir aux gages d'un autre, fût-ce chez un pauvre, où manquerait la nourriture, que de régner sur tous les morts. » *Odyss.*, XI, 487.

Quoiqu'il en soit, et pour revenir au but direct de nos études, ce double problème de la vie et de la mort ainsi résolu, restait à apprécier les causes de cette séparation définitive de l'âme et du corps, et Homère semble les ranger en plusieurs catégories. D'abord viennent les morts violentes, qui sont le fait de l'homme, et contre lesquelles l'homme a quelque recours. Ce recours, c'est naturellement la chirurgie, et nous dirons ailleurs quelles étaient ses ressources. Deuxièmement, les morts violentes par le courroux des Dieux; ainsi ceux qui périssaient par la foudre étaient réputés frappés par Jupiter; ceux qui se noyaient dans un naufrage, par Neptune, etc. Ulysse demande à l'âme d'Agamemnon : « Est-ce Neptune qui t'a dompté, en excitant une tempête contre tes vaisseaux? » *Odyss.*, XI, 399.

Mais ensuite venait cette catégorie bien plus nombreuse des morts naturelles ou par maladies, et il semble que celles-ci étaient réparties en trois classes différentes. Ainsi, quand il s'agit d'une mort assez prompte, ou, pour parler un langage plus moderne, amenée par une maladie aiguë, le malade, si c'était un homme, était regardé comme frappé par Apollon; les femmes étaient frappées par Diane. Les passages qui témoignent de cette croyance sont nombreux. Pénélope désire la mort, elle s'écrie :

« Diane, vénérable déesse, plût au ciel qu'une de tes flèches, m'arrivant aux entrailles, me ravît l'âme en ce moment! » *Odyss.*, XX, 61.

Et Mélanthius, souhaitant la mort de Télémaque, dit de même :

« Plût au ciel qu'Apollon frappât aujourd'hui Télémaque dans sa maison, ou qu'il succombât sous les coups des prétendans, comme il est vrai que depuis long temps a péri le jour du retour d'Ulysse! » *Odyss.*, XVII, 251.

Ici la distinction entre la mort violente et la mort naturelle est bien marquée; elle ne l'est pas moins dans les supplications d'Andromaque à Hector. Son père et ses frères étaient tombés sous les coups d'Achille; sa mère, captive et mise à rançon, avait ensuite été frappée dans la maison de son père par les flèches de Diane. Le pouvoir de Diane sur les femmes est plus nettement établi encore par les paroles de Junon qui la rencontre dans la mêlée :

« Tu ne lutteras pas aisément contre moi, malgré tes flèches, et quoique Jupiter t'ait donné d'être une lionne parmi les femmes et de tuer celles que tu veux.» *Iliad.*, XXI, 483.

Ce partage de l'empire des maladies aiguës entre Apollon et Diane ne se dément nulle part. Ménélas perd son pilote près du cap de Sunium, c'est Apollon qui l'a frappé *de ses douces flèches*; la femme qui avait enlevé Eumée meurt pendant la traversée, c'est Diane qui la tue; Niobé, mère de douze enfans, ayant osé se comparer à Latone, perd en un jour toute sa famille : Apollon se charge des six fils, Diane des six filles. *Odyss.*, III, 279, —XV, 478.—*Iliad.*, XXIV, 605.

On a pu remarquer cette singulière épithète donnée aux flèches mortelles des deux divinités; c'est une épithète consacrée, qui revient avec autant d'uniformité que celle d'Achille *aux pieds légers* et des Grecs *aux belles bottines*. Dès que l'homme devait mourir dans sa maison, la mort la plus désirable était certes celle qui amenait le moins de douleurs et d'ennui; l'arrêt une fois prononcé, celui-là bénissait les Dieux qui le subissait sans aucune aggravation de peine. Écoutez Eumée vantant la prospérité de l'île où il a pris naissance :

« Là, jamais la famine ne tourmente le peuple, ni aucune autre maladie odieuse ne tombe sur les malheureux mortels; mais quand la race des hommes a vieilli dans la ville, Apollon à l'arc d'argent survenant avec Diane, les frappe à l'improviste de ses douces flèches. » *Odyss.*, XV, 407.

La promptitude de la mort est mieux marquée encore dans ce touchant passage de l'Iliade, lorsque Hécube s'adresse au cadavre d'Hector :

« Te voilà maintenant dans ma maison, frais et fleuri, comme si Apollon t'avait surpris et frappé de ses douces flèches. »

On voit donc, et surtout par les paroles d'Eumée, qu'Apollon et Diane n'étaient accusés que dans certaines maladies, et déjà on a pu induire des passages précédens qu'il s'agissait des maladies aiguës. Mais, s'il restait quelque doute, il tomberait devant ce passage du onzième chant de l'Odyssée, v. 172 et suiv.

Ulysse demande à l'âme de sa mère ce qui a mis fin à ses

jours : « Est-ce une maladie longue, ou si Diane, à l'improviste, t'a frappée à mort de ses douces flèches ? » Et sa mère lui répond :

« Ce n'est point Diane aux traits assurés qui m'a frappée de ses douces flèches, et je n'ai point été atteinte de quelque maladie qui, par un affreux épuisement, arrive à séparer l'âme du corps ; c'est le regret et l'inquiétude de ton sort, cher Ulysse, qui m'ont privée de la vie. »

Là, les trois sortes de morts naturelles sont nettement distinguées; mais surtout la maladie chronique, avec son affreux épuisement, ne saurait être confondue avec la flèche d'Apollon ou de Diane, qui laisse le cadavre dans toute sa fraîcheur et sa beauté.

Je pense que ces vues peuvent éclairer l'interprétation de deux passages de l'Iliade, dans lesquels, faute de réflexion, on s'en tiendrait trop facilement au sens littéral. Au treizième livre, Pâris tue un certain Euchénor, fils du devin Polyïde, qui était venu à Troie sachant le sort qui l'y attendait :

« En effet, le bon vieillard Polyïde lui avait souvent redit, ou qu'il mourrait dans sa maison d'une maladie grave, ou qu'il succomberait devant les navires des Grecs sous les coups des Troyens ; mais il avait échappé ainsi et à l'animadversion des Grecs, et à l'affreuse maladie, ne voulant point avoir l'esprit accablé par les douleurs. »

Je pense qu'Euchénor avait été menacé d'une maladie chronique, et peut-être n'est-il pas hors de propos de noter que l'épithète στυγερὴν, donnée ici à la maladie, est la même dont la mère d'Ulysse s'est servie pour qualifier l'épuisement.

Mais surtout nous avons l'explication toute naturelle, et fournie en quelque sorte par Homère lui-même, de la peste qu'Apollon fit éclater au camp des Grecs. Apollon est le dieu des maladies aiguës ; son prêtre, insulté, l'invoque ; le dieu en fureur lance ses flèches sur le camp ; de là une maladie aiguë et grave, νοῦσον κακὴν, et comme il les lance sans relâche pendant neuf jours, une maladie épidémique, et suivant l'expression d'Homère lui-même, la peste, λοιμός. On n'appelle point de médecins; que feraient des médecins contre un dieu? et l'idée qu'un dieu est irrité, et que ce dieu est Apollon, est la première qui se présente. Idée si naturelle d'ailleurs, que nul des Grecs ne soupçonnait la cause de cette colère, et qu'Achille s'adresse à un devin pour la connaître. Cette cause une fois connue, on s'adresse directement à Apollon en lui sacrifiant des hécatombes, et à son prêtre Chrysès en lui renvoyant sa fille; le dieu s'apaise, et la peste est arrêtée. Il est bien remarquable cependant qu'en outre de ces précautions pieuses, Agamemnon a recours à d'excellentes mesures hygiéniques; il ordonne que les soldats se purifient; ceux-ci obéissent, et jettent toutes les ordures du camp dans la mer. *Iliad.* I, 313.

Il résulte de tout ce qui précède, qu'à part les morts traumatiques, les autres étaient amenées par la volonté ou le courroux des dieux, et que, dès lors, il n'y avait pas de pathologie interne, ni surtout de thérapeutique. C'est là aussi la conséquence à laquelle m'avaient amené mes recherches sur le Pentateuque et les premiers livres de la Bible; accord étrange entre des peuples tellement séparés par tout le reste de leurs croyances. Aux effets du courroux du Dieu d'Israël, comme des dieux de l'Olympe, on ne pouvait logiquement opposer que la prière et les offrandes; c'est là aussi toute la médecine des premières époques de l'humanité. La chirurgie, au contraire, était chose permise et toute naturelle, et nous rencontrons les chirurgiens aussi bien dans le Pentateuque que dans l'Iliade et l'Odyssée. J'essaierai, dans un autre travail, de jeter quelque jour sur les origines encore si obscures de la chirurgie grecque; je ferai voir qu'il existait déjà des chirurgiens avant Chiron, et que Chiron ne fut que le fondateur d'une école nouvelle, dont les principes, conservés par Homère, se retrouvent encore en honneur parmi les chirurgiens grecs des temps historiques. Mais ce serait pour le moment abuser de la bienveillance de l'Académie, et je terminerai seulement par cette remarque :

c'est que, si Homère, venu trois ou quatre siècles après le siége de Troie, ne connaissait encore ni la médecine interne, ni les médecins, ni aucun héros ou dieu adoré comme protecteur de la médecine, il faut donc rejeter bien loin toutes ces traditions mensongères sur Esculape et ses temples, et ses prêtres, et la filiation qui aurait transmis les doctrines d'Esculape à Hippocrate; et que les véritables origines de la médecine grecque sont tout-à-fait différentes de celles qu'on lui avait attribuées jusqu'à ce jour.

www.ingramcontent.com/pod-product-compliance
Ingram Content Group UK Ltd.
Pitfield, Milton Keynes, MK11 3LW, UK
UKHW020458230726
13925UKWH00005B/2010